CONTRIBUTION A L'ÉTUDE

DE

LA MUQUEUSE INTESTINALE

REMARQUES

SUR LES

VILLOSITÉS

PAR

Le Dr Ovide BENOIT

De la Faculté de médecine de Paris.

Aide-préparateur au laboratoire des travaux pratiques d'histologie

PARIS

LECROSNIER et BABÉ, LIBRAIRES-EDITEURS

23, PLACE DE L'ÉCOLE-DE-MÉDECINE, 23

1891

CONTRIBUTION A L'ÉTUDE

DE

LA MUQUEUSE INTESTINALE

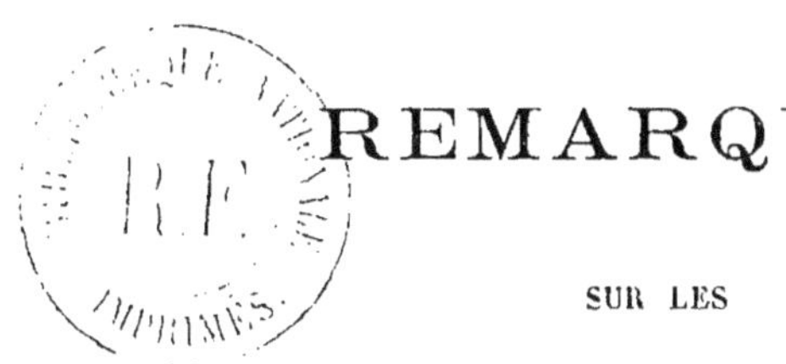

REMARQUES

SUR LES

VILLOSITÉS

PAR

Le Dr Ovide BENOIT

De la Faculté de médecine de Paris.
Aide-préparateur au Laboratoire des travaux pratiques d'histologie

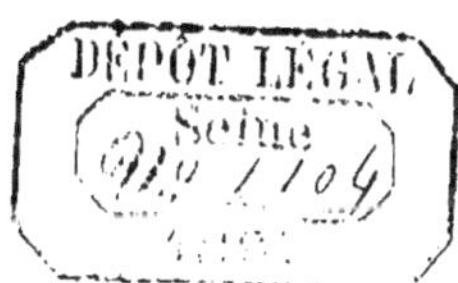

PARIS

LECROSNIER ET BABÉ, LIBRAIRES-ÉDITEURS

23, PLACE DE L'ÉCOLE-DE-MÉDECINE, 23

1891

A MONSIEUR LE PROFESSEUR TILLAUX

Chirurgien de l'Hôtel-Dieu.

A LA MÉMOIRE DE L. MARTINEAU

Ancien médecin de l'hôpital de Lourcine.

A MONSIEUR LE DOCTEUR LABBÉ

Chirurgien de l'hôpital Beaujon.

A MONSIEUR LE DOCTEUR SCHWARTZ

Chirurgien de l'hospice Dubois.

A MONSIEUR LE DOCTEUR MICHAUX

Chirurgien des hôpitaux.

A MONSIEUR LE DOCTEUR DE BEURMANN

Médecin des hôpitaux (Trousseau).

A MM. LES DOCTEURS TALAMON ET MERKLEN

Médecins des hôpitaux.

A MONSIEUR LE DOCTEUR MATHIAS DUVAL

Professeur à la Faculté.

Témoignage de gratitude et de reconnaissance.

A MONSIEUR LE DOCTEUR REMY

Professeur agrégé à la Faculté,
Chef des travaux pratiques d'histologie.

A MONSIEUR LE DOCTEUR VARIOT
Médecin des hôpitaux.

A MM. LES DOCTEURS LAUNOIS ET CHATELLIER
Préparateurs en chef du laboratoire d'histologie à la Faculté.

Bon souvenir.

A MES BONS AMIS AUBLÉ ET VINCENT
Aides préparateurs au laboratoire d'histologie de la Faculté.

A MONSIEUR LE DOCTEUR GUYOT

Médecin de l'hôpital Beaujon.

A MONSIEUR LE DOCTEUR CHAPUT

Chirurgien des hôpitaux.

A MON PRÉSIDENT DE THÈSE

MONSIEUR LE PROFESSEUR CORNIL

CONTRIBUTION A L'ÉTUDE

DE

LA MUQUEUSE INTESTINALE

REMARQUES SUR LES VILLOSITÉS

AVANT-PROPOS

Arrivé au terme de nos études médicales, nous sommes heureux de saisir l'occasion de remercier hautement ceux qui, dans les hôpitaux et à la Faculté, nous ont initié à la médecine et à la chirurgie.

Nous conserverons surtout une vive reconnaissance envers les maîtres qui nous ont dirigé :

M. le professeur Tillaux, notre premier maître, pour son bienveillant accueil et les bons conseils qu'il nous a prodigués en nous faisant l'honneur de nous confier certains travaux, que nous avons eu le plaisir d'exécuter pendant l'heureuse année que nous avons passée avec lui.

M. le Dr Labbé ; c'est près de ce chef, bon et paternel, que nous avons puisé de bonnes notions de pratique et que nous avons passé, avec satisfaction et profit, une autre année de chirurgie. Dans le souvenir de cette année, nous ne devons point oublier M. le Dr Schwartz, qui a toujours été sympathique et bienveillant à notre égard.

Sous la direction de M. le professeur Remy, nous avons appris à tirer le meilleur parti possible des enseignements que l'on peut acquérir au laboratoire. Nous lui gardons la plus vive reconnaissance pour l'intérêt et l'estime qu'il nous a témoignés, car nous avons trouvé en lui un bon maître et un guide. Que ce chef indulgent aux jeunes, affable pour tous, accepte l'hommage de notre affection et de notre dévouement.

Nous saisissons, avec joie, l'occasion de remercier ici, bien sincèrement, M. le Dr Guyot, pour les deux meilleures années de clinique médicale que nous avons eu le bonheur de passer avec lui. Nous avons pu constater, chez ce digne maître, comment l'exact et intégral accomplissement du devoir pouvait s'allier à une expérience clinique consommée, pour le plus grand profit des malades et des élèves qui ont eu la chance de savoir le connaître et l'apprécier. Témoignage de vive gratitude et de respectueuse affection.

C'est sous l'inspiration et à l'instigation de M. le Dr Chaput, chirurgien des hôpitaux, que nous avons entrepris ce travail, aussi, nous aimons à nous faire un devoir de le lui dédier.

Depuis longtemps il a été pour nous un ami autant qu'un maître, et nous avons eu le bonheur de pouvoir apprendre, avec lui, la patience du travail.

Nous sommes bien heureux de lui adresser ici, hautement, notre entier dévouement et nos plus sincères remerciements, pour l'intérêt, la confiance, l'amitié qu'il ne cesse de nous témoigner.

A M. le professeur Cornil; permettez-nous, notre cher et honoré maître, de vous témoigner toute notre reconnaissance et nos plus sincères remerciements pour le grand honneur que vous avez la bonté de nous faire en acceptant la présidence de notre thèse. Vous avez vu, avec bonté, nos travaux faits, en partie, dans votre laboratoire, et vous avez bien voulu apposer votre signature sur un travail encore inachevé.

Comme le titre de notre ouvrage l'indique, nous ne voulons faire ici que quelques remarques sur les villosités intestinales et, en particulier, sur leur morphologie. Nous avons dirigé nos recherches sous l'inspiration de notre excellent maître, M. le Dr Chaput, qui a bien voulu, depuis trois ans, nous faire le confident de ses travaux et nous associer à toutes ses recherches sur la chirurgie intestinale et à toutes ses expériences sur le chien. C'est sur ce dernier animal, plus spécialement, qu'ont été faites nos remarques. Les idées qu'il nous a communiquées sont le résultat de travaux histologiques sur plus de trois cents préparations d'intestin de chien, tantôt à l'état frais, tantôt pathologiques. Notre étude n'est pas encore complète, nous le savons. Il faudrait examiner les villosités, non seulement dans leur forme, mais dans leur structure intime, dans tous les états physiologiques et pathologiques de l'intestin. C'était notre intention ; mais les matériaux nous manquent encore, et nous n'avons pas voulu trop nous avancer, avant de posséder des preuves absolument convaincantes.

Aussi, nous ne parlerons que des quelques remarques que nous avons faites sur les villosités de la muqueuse intestinale, ou organes considérés comme tels dans l'intestin.

Après un historique de l'opinion des auteurs anciens et modernes, nous donnerons, comme observations, l'explication de quelques-unes de nos préparations, et nous ajouterons quelques dessins, justifiant ainsi les remarques que nous avons faites.

La muqueuse du tube digestif et, en particulier, la muqueuse de l'intestin grêle, a toujours été l'objet de discussions de détails, soit au point de vue histologique, soit au point de vue physiologique. Les auteurs anciens et modernes ont surtout attiré l'attention sur les villosités, leurs formes, leur structure et leur rôle dans l'économie.

Signalées par Fallope (1562), les villosités ont été bien étudiées, pour la première fois, par Helvétius, qui fit paraître, en 1821, un travail (1) dans lequel il assigne à toutes les villosités une forme mamelonnée, celles en mamelon bifide ou trifide.

Albert Meckel, au commencement du xixe siècle, les ramène, lui aussi, à un type unique, mais, la forme de ces saillies est celle d'un feuillet élargi à la base, terminé en pointe au sommet (2).

Sappey, dans son Traité d'anatomie, après avoir fait mention de l'opinion des deux auteurs précédents, la combat en ajoutant que la sagacité avec laquelle on a vu Helvétius aborder l'étude de la tunique musculaire de l'estomac, lui a fait défaut lorsqu'il a voulu observer les villosités de l'intestin grêle : « Croire, dit-il, à l'unité de formes de ces saillies est bien, évidemment, se mettre en opposition avec les données les plus positives de l'observation qui, à la place de cette unité, nous montre partout des variétés presque infinies. Quant à Meckel, tout en admettant son travail supérieur à celui d'Helvétius, il peut être considéré, dit-il, comme l'œuvre d'un observateur, mais d'un observateur dont l'esprit se laisse égarer par le rationalisme de la philosophie allemande. Ainsi, c'est une loi aux yeux de cette philosophie que, dans une constitution bien ordonnée, la forme des parties doit être la répétition de celle du tout. Or, l'intestin grêle, n'étant qu'une membrane enroulée sous la forme d'un tube, les villosités ne doivent être et ne seraient, en effet, selon Meckel, que des membranes plus petites, caractérisées aussi par une grande tendance à l'enroulement. »

Pour donner plus d'autorité à ce raisonnement, Meckel ajoute que, « lorsqu'on examine les villosités sous l'eau, si l'on prend soin de redresser ou de dérouler, avec des aiguilles, celles qui paraissent coniques ou cylindriques, on réussit à les ramener à la forme lamelleuse et à constater ainsi qu'au-

(1) Obs. anat. sur la membr. appelée veloutée (Hist. de l'Acad. des sciences, 1821, p. 301).

(2) Journal complémentaire du Dict. des sc. méd., t. VII, p. 211.

cune d'elles ne représente un corps plein ». J'ai répété cette expérience, dit Sappey (1), mais elle m'a démontré, une fois de plus, que la forme des villosités est réellement diversifiée à l'infini, et qu'elles ne sauraient être ramenées à un type unique ; si l'on veut fonder leur classification sur les données de l'observation, il faut, de toute nécessité, les rattacher à deux formes ou deux types principaux : dans le premier, il range les villosités coniques, filiformes, mamelonnées, digitiformes (type arrondi) ; dans l'autre, il range les villosités en forme de crêtes, de cercles, de replis ondulés et serpentiformes, de lames flottantes, droites ou contournées, simples ou bifides, isolées ou anastomosées (type aplati ou lamelleux).

Après avoir défini les villosités des saillies qui hérissent la surface libre de la tunique interne de l'intestin grêle et qui sont assez rapprochées les unes des autres pour donner à cette tunique un aspect velouté, Sappey dit qu'on les voit apparaître sur le côté droit de la valvule pylorique et disparaître sur le bord libre de la valvule iléo-cæcale. Elles appartiendraient donc exclusivement à cet intestin et constitueraient par conséquent l'un de ses attributs les plus remarquables et les plus caractéristiques. Toutefois il ajoute en notice que de nouvelles observations lui ont démontré que chez le fœtus et même chez l'enfant dans les premiers mois qui suivent la naissance, les villosités existent aussi sur toute la longueur du gros intestin, mais à l'état de vestige.

Puis alors cet auteur décrit les formes diverses des villosités, leurs dimensions, leur nombre et leur volume.

« Les villosités, dit-il, qui appartiennent à l'une et à l'autre des deux formes sus-mentionnées se trouvent mêlées, en sorte que sur le même point on peut observer un échantillon de toutes ou presque toutes les variétés. Cependant, celles qui affectent la forme la meilleure occupent surtout la partie supérieure de l'intestin grêle ; sur la première portion du duodénum on ne remarque que des villosités de cet ordre ; c'est là leur siège de prédilection, c'est là aussi qu'elles revê-

____

(1) Sappey. Splanchnologie, p. 216.

tent le type lamelliforme dans toute sa pureté et dans ses plus grandes proportions. C'est alors qu'il donne une belle figure (fig. 810) où les villosités de la première portion du duodénum offrent toutes une forme lamelleuse. Au fond des sillons qui les séparent, il fait voir l'embouchure des glandes en grappe ou glandes de Brünner et des glandes en tube ou glandes de Lieberkuhn.

A côté de cette figure, il en donne une autre (fig. 811) représentant les villosités de la partie moyenne de l'intestin grêle offrant pour la plupart une forme arrondie et conique. Aux deux extrémités de la figure on les voit en masse, puis au milieu, elles sont séparées par de larges espaces qu'il représente criblés d'orifices de glandes.

Quant à leur nombre, il est si considérable qu'il semble impossible de l'évaluer. Aucun point de la muqueuse, ajoute-t-il, n'en est dépourvu, et après avoir multiplié ses patients calculs au moyen d'une ouverture de 4 millimètres carrés pratiquée sur une lame de papier il arrive à une moyenne de 47 c'est-à-dire d'environ 10 à 12 villosités par millimètre carré, de 1000 par centimètre carré et de 10,125,000 pour 10,125 centimètres carrés, superficie de la muqueuse déplissée. Et déplissant alors par la pensée et par un calcul dans lequel nous ne le suivrons pas, il arrive à donner une longueur de 26 mètres à un intestin qui en a 8 et 13 en déplissant les valvules conniventes et conclut en disant que l'étendue superficielle est plus grande que celle de l'enveloppe cutanée.

Dans Cruveilhier nous retrouvons à peu près les mêmes résultats d'examen en tête du chapitre qu'il consacre à la muqueuse intestinale, il indique la préparation que l'on doit faire subir à l'intestin pour l'examiner. Il indique trois procédés : ouvrir l'intestin et le soumettre à l'action continue d'un filet d'eau, ou bien rouler sur elle-même une portion de la muqueuse détachée, ou bien renverser une anse d'intestin, la surface péritonéale devenant alors la face interne.

« Les papilles ou villosités, dit-il, sont bien plus développées dans l'intestin grêle que dans les autres parties du canal alimentaire, la langue exceptée.

« Ainsi nommées par Fallope, à cause de la comparaison

qu'il fit de ces petites éminences de l'intestin grêle et des autres muqueuses, avec le velours, elles ont été d'abord séparées des papilles cutanées et linguales ; leur analogie indiquée par Bichat est aujourd'hui généralement reconnue. Puis dans un court chapitre il s'occupe de la forme, longueur, structure, il donne à peu près la même opinion que nous avons trouvée dans Sappey, sans toutefois entrer dans les mêmes détails que M. Sappey.

Nous pourrions nous contenter de ce court aperçu historique des deux auteurs contemporains qui ont eux-mêmes résumé l'opinion des auteurs anciens qu'ils ont consultés, mais nous compléterons par quelques remarques puisées dans les auteurs anciens et modernes, laissant de côté les définitions déjà données par eux. Nous ne pourrons mieux faire qu'en leur laissant la parole et de citer, tout en résumant leurs opinions, des passages de leurs travaux.

« Les villosités, dont l'existence est très générale, dit Béclard (1) ne sont nulle part plus nombreuses, plus grandes, plus apparentes que dans la moitié pylorique de l'estomac, dans l'intestin grêle et surtout encore dans le commencement de cet intestin, ce sont des éminences encore plus fines que les papilles. Ces villosités que l'on peut à juste titre appeler les radicules des animaux, sont les petits prolongements foliacés de la membrane interne des voies digestives dont la forme et la longueur varient dans les différentes parties de ce canal et que l'on peut en général comparer aux plis transverses ou valvules conniventes de l'intestin à la différence près du volume. Les villosités, dit-il encore, existent surtout dans l'intestin grêle, on les trouve moins longues et moins nombreuses dans l'estomac et le gros intestin ». Puis il ajoute : « Les villosités ne paraissent ni coniques ni cylindriques, ni canaliformes, ni renflées au sommet comme plusieurs auteurs les ont décrites, mais bien plutôt sous la forme de folioles, de laminules dont le nombre est tel qu'elles offrent l'image d'un gazon abondant et touffu. Ces folioles

____

(1) Béclard. Anatomie générale, chap. de la membrane, p. 521.

diversemeut ployées et vues par conséquent sous des aspects divers, paraissent de formes variables ».

Si maintenant nous consultons Boyer (1) nous voyons que le nom de veloutée a été donné à toute la membrane interne de l'estomac et de l'intestin : « La tunique interne de l'estomac, dit-il, a reçu différents noms, les anciens l'appelaient fongueuse parce qu'elle présente un tissu mollasse qui ressemble assez à celui d'une éponge ; Fallope l'appelle veloutée parce qu'il a cru y apercevoir des fibres disposées comme celles du velours », il dit plus loin en parlant de l'intestin grêle : « La tunique interne ou veloutée est la continuation de celle qui tapisse l'estomac et par conséquent de l'épiderme dont elle partage toutes les propriétés. La face interne libre paraît comme une substance fongueuse et grenue composée d'un amas prodigieux de petits flocons mous et pulpeux qui déterminent le velouté propre de cette membrane. Ces flocons plus nombreux, plus apparents qu'à l'estomac, sont formés eux-mêmes de la réunion de petites villosités déliées, minces, flexibles, flottant dans la cavité des intestins et qui expriment en quelque sorte le tissu du velours.

Suivant Lieberkühn qui en fait de très belles observations microscopiques, elles sont composées de flocons membraneux qui présentent chacun à leur extrémité une espèce d'ampoule ovalaire logée dans du tissu cellulaire, et percée d'un petit trou auquel aboutit l'orifice d'un vaisseau lacté. Cette ampoule ovalaire est aussi la cavité commune où les extrémités artérielles et veineuses sont ouvertes. Et plus loin il ajoute : « Les intervalles qui séparent les villosités de la tunique interne des intestins sont garnis d'un grand nombre de follicules dans lesquels beaucoup de vaisseaux vont s'ouvrir. Quant à la tunique veloutée du gros intestin, on remarque qu'elle est moins fongueuse et que ses villosités sont moins marquées qu'aux intestins grêles. »

Meckel ne dit rien de particulier dans son anatomie, on trouve plutôt dans la traduction allemande par Jourdan et Breschet, 1825, une note qui, parlant des recherches de A. Meckel, frère

---

(1) Boyer. Anatomie complète, t. 4, 4ᵉ édition.

de l'auteur, sur les vaisseaux des villosités, ajoute que ce dernier a reconnu, contre l'assertion de tous ses prédécesseurs, que les villosités sont toujours des lames aplaties, presque toujours contournées sur leur axe, et souvent plissées sur elles-mêmes des deux côtés, de façon à former un demi-canal ou une gouttière, disposition qui varie à l'infini et par lesquelles il explique les apparences diverses décrites par les auteurs qui ont paru avant lui.

Lacauchie fait de même ; après avoir rappelé dans son mémoire (1) combien il y a de divergences et souvent de contradictions dans tout ce que les auteurs ont écrit sur les villosités intestinales, il cherche à faire voir que cet état de choses était le résultat naturel des conditions particulières et toutes défavorables dans lesquelles les observations avaient été faites. Mais il ne rectifie en rien ce mauvais « état de choses », il le complique plutôt en attribuant le changement de forme des villosités à une contraction cadavérique, contraction qui « se produit promptement, ne dure que quelques instants et se dissipe pour faire place à tous les signes de l'altération putride, à la série nombreuse des apparences qui ont été aperçues, décrites et figurées jusqu'à présent par les auteurs.

Natalis Guillot (2), dans son travail sur la membrane muqueuse du canal digestif, après avoir donné le moyen sûr pour lui, de bien examiner la muqueuse, c'est-à-dire d'injecter les artères et de conserver dans l'huile les pièces injectées, n'aboutit qu'à des résultats inexacts ; il conclut en disant : 1° qu'il n'est pas possible de démontrer l'existence de glandes à la surface de l'intestin et que par conséquent le nom de « glandes de Peyer et de Brünner » doit être rayé de la science, 2° que les désordres de la membrane muqueuse sont souvent inaperçus parce que l'on n'emploie point le procédé qui souvent peut le mieux le faire connaître.

____

(1) Mémoire sur la structure et le mode d'action des villosités intestinales par Lacauchie, comptes rendus de l'Académie des sciences, 1843, t. XVI.

(2) Natalis Guillot. Recherches anatomiques sur la membrane muqueuse du canal digestif « l'expérience » 1837, p. 165.

3° Que son procédé est le meilleur, ce que nous nous permettrons de ne pas croire.

Les travaux que nous mentionnerons maintenant sont plus intéressants, mais aussi plus récents. Les éléments du travail, il est vrai étant devenus plus faciles.

Davidoff (1) dans des recherches sur l'épithélium intestinal avec le tissu lymphoïde, ne parle que rapidement des formes de villosités ; il examine surtout la nature et l'origine de la membrane basale et l'épithélium de revêtement de la villosité. Or, nous mentionnerons son travail, car plus loin, quand nous ferons part de nos observations sur les fausses villosités que nous avons vues dans le gros intestin et l'intestin grêle de l'homme, nous ne pourrons expliquer leur existence que par un phénomène de digestion post mortem ou par des altérations pathologiques. Dans le même but nous mentionnerons les travaux de M. Debove (2), de Baumgarten (3), de Trinkler (4), de A. Heller (5), de H. Wartney (6) et de Kultchisky (7).

Terminons notre historique en citant les auteurs des principaux traités que nous avons consultés de prime abord et dans lesquels nous avons puisé notre enseignement anatomique.

Donnons la place d'honneur aux traités de Cornil et Ranvier, de Duval, de Ranvier, de Cadiat, de Robin.

Ces traités généraux, avec ceux dont nous donnons les auteurs plus bas, résument, dans un seul chapitre particulier à

(1) Davidoff. Untersuchungen die Beziehungen des darinepithels zum lymphoïden gewebe, Arch. f. mik. Anat. Band XXIX, Heft. 4.

(2) Compte rendu à l'Académie des sciences, 23 déc. 1872.

(3) Ueber die transformatione und proliferation des Lymphg fassendothels. Lymphangoïti-hyperplastica des Darmepithels.

(4) Trinkler. Ueber den Bau der Magenschleimhaut. Arch. f. mikre. Anat. Bd XXIV. Heft. 2.

(5) Ueber die Blutgefässe des Dünndarmes. Arbeiten aus den phys. Anstalt zu Leipzig 1873.

(6) The minute Anatomy of the alimentary canal Quart. Journ. of micr. science. Juillet 1877.

(7) Kultchisky. Beitrag zur Trage über die Verbreitung der glatten muskulatur im der Dünndarmtchleimhaut. Arch. fur mikr. Anat. Band XXI, p. 15.

l'intestin ou à la muqueuse intestinale, toutes les opinions précédemment analysées et citées des œuvres traitant du sujet qui nous intéressait.

Milne Edwards en donne une histoire complète dans sa physiologie, ainsi que Hermann et Tourneux dans leur article du *Dictionnaire des sciences médicales*. Leydig, Heule, Kolliker et Frey sont aussi très complets et l'on pourra consulter Stricker, les physiologies de J. Béclard, de Viault et Jolyet, l'anatomie de Cruveilhier et Marc Sée, et les traités d'histologie dernièrement parus de Rémy, de Klein et Variot et de Sthör.

— Nous ne voulons pas les citer, ils sont trop connus et ce serait une répétition inutile. Nous n'avons pas la prétention d'y ajouter beaucoup. Comme nous l'avons dit plus haut, nous savons ce qu'il faudra faire pour y arriver et nous espérons avoir la chance d'avoir les matériaux nécessaires, surtout pour l'étude histologique de l'intestin de l'homme (1). Il arrive quelquefois que l'on peut être plus utile en signalant ce qu'on n'a pu faire qu'en exposant ce qu'on a fait. Nous espérons donc ainsi avoir un peu contribué à l'étude de la muqueuse intestinale.

En effet, nous avons pu remarquer que l'idée que l'on se fait des villosités n'offre aucune netteté ni aucune précision. On en fait des organes à part, presque en dehors de la muqueuse, ne faisant qu'y prendre un point d'implantation pour communiquer avec elle. Leur vie est particulière, leurs mouvements particuliers, leur rôle absolument indépendants. Nous ne croyons pas à leur indépendance aussi absolue. On les a comparées à un gazon touffu ou à un tissu de velours, c'est vrai, mais alors que l'on ne nous montre pas des dessins représentant de larges espaces entre les villosités, ni qu'on ne nous fasse pas voir à leur base des trous disséminés représentant les orifices des glandes, et ce, après avoir dit, après

(1) La clémence de certaines personnes, leur pitié mal placée, à notre avis, au sujet du corps des suppliciés, nous a en effet privé des moyens de contrôle et d'étude que nous aurions désiré depuis que nous avons commencé nos recherches.

de patients et peut-être arides calculs, qu'aucun endroit de la muqueuse n'en est dépourvu. Quand on regarde par en haut le gazon touffu et le velours, on ne voit nullement la base des folioles ou des filaments.

En outre, d'après notre aperçu historique, nous voyons que les anatomistes, depuis deux siècles, ont décrit avec plus ou moins de clarté l'état morphologique et histologique des villosités.

Pour juger convenablement les recherches dont ils nous ont laissé l'histoire, il est nécessaire de faire attention aux procédés dont chacun d'eux s'est servi pour étudier. La connaissance de ces procédés est d'un grand intérêt pour apprécier les résultats auxquels ils sont arrivés.

On place généralement l'intestin en dehors de ses conditions naturelles pour l'examiner. On le soumet à l'action d'un large filet d'eau, après l'avoir incisé et déroulé, ou bien on lui fait subir l'action d'un liquide destructeur, soit par un bain dans des solutions de potasse ou autre, soit par des injections intravasculaires qui gonflent, distendent et détruisent l'harmonie de ces tissus si fragiles. Avec ces procédés d'observation comment ne pas arriver à altérer la muqueuse, qui est d'une fragilité extrême. Il est bien difficile, en effet, d'en faire l'examen comme on le désirerait. Ce n'est qu'en faisant un très grand nombre de coupes, c'est en examinant toutes les préparations d'intestin que nous ont prêtées avec tant de bonté M. le Dr Chaput et notre intime ami, M. Aublé, que nous avons pu acquérir quelques notions nouvelles sur la question.

Nous avons examiné, à l'œil nu et à la loupe, des intestins non déroulés, non étalés, à travers la lumière du tube intestinal, et chez beaucoup nous avons pu voir que la muqueuse offrait une surface veloutée, c'est vrai, mais lisse en même temps, si je puis m'expliquer ainsi. L'aspect était celui d'une mosaïque ou d'une rue bien pavée dont les dessins, réguliers et polygonaux, seraient formés par le sommet un peu arrondi des villosités.

En effet, d'après les coupes longitudinales et transversales des villosités, c'est-à-dire suivant l'axe et perpendiculaires à l'axe, nous pouvons nous figurer la muqueuse du chien, formée par une multitude de prismes ou pyramides tronquées, placés les uns à côté des autres, laissant entre eux un espace assez suffisant pour le passage du mucus sécrété par les glandes dont toute la muqueuse est absolument garnie. Or, l'intestin est un cylindre, si sous une influence quelconque, physiologique, pathologique ou artificielle, on détruit la régularité du cylindre, il y a tout lieu de supposer que, avec une légère manipulation, l'harmonie du dessin sera détruite. Joignons à cela la contraction des muscles lisses, qui peut être différente suivant le milieu intestinal, nous aurons les différents aspects vus à la loupe par les auteurs (nous parlerons plus loin des fausses villosités).

En effet, il est facile de voir la surface d'une muqueuse de chien se désagréger ainsi en quelques secondes sous l'influence du liquide dans lequel on procède à l'examen, soit dans l'eau salée qui la gonfle, soit dans l'alcool pur qui la rétracte. N'oublions pas non plus l'influence toute considérable de la mort.

Maintenant faisons des coupes de cette muqueuse schématiquement constituée. Si nous songeons à l'état cylindrique de l'intestin, aux manipulations que l'on a fait subir à la pièce, aux différentes positions que celle-ci peut avoir sur le microtome, nous pouvons conclure que le plan des coupes ne sera jamais le même. Toutes les lignes obliques qui vont de la perpendiculaire à l'horizontale peuvent être infinies.

Voilà donc deux explications qui peuvent, à elles seules, nous expliquer la diversité de formes des villosités et toutes les classifications données jusqu'à présent par les auteurs.

Il est facile de suppléer par la pensée à tous les détails d'explications auxquels nous pouvons être entraîné à propos de chaque forme, ce serait vouloir répéter la même chose un nombre de fois incalculable. Nous nous contenterons de le faire plus loin dans une ou deux observations.

Abordons maintenant une question intéressante à notre avis et pas encore signalée, l'existence des fausses villosités. Nous croyons même qu'elle a été une des principales causes d'erreur dans l'étude histologique de l'intestin de l'homme. Nous ne ferons que la signaler, nous réservant de l'étudier spécialement avec des matériaux plus complets qui nous manquent encore.

On n'a guère étudié sur l'homme que des muqueuses cadavériques prises dans les salles d'autopsie sur des malades quelconques, vingt-quatre heures après la mort. Dans ce cas, nous soutenons qu'il est impossible d'avoir un examen sûr et complet de la muqueuse. Les dessins fidèles qui en ont été donnés, d'ailleurs, le prouvent.

L'épithélium de la muqueuse des glandes et orifices glandulaires est détruit, laissant à nu le tissu conjonctif qui, alors livré à lui-même, prend toutes les formes villeuses possibles. L'examen de ces franges villiformes à un faible grossissement est flou, contrairement à l'aspect de ce qui reste de l'intestin non altéré. Un fort grossissement laisse voir des cellules conjonctives et muqueuses.

Pour venir à l'appui de tout ce que nous venons de dire et des remarques que nous avons faites, nous donnons les explications de quelques-unes de nos préparations avec quelques dessins que M. Vincent a bien voulu nous aider à faire d'après nature.

Nous pourrions multiplier ces observations, mais ce serait une répétition inutile. Nous ferons quelques réserves à propos d'une ou deux préparations dont l'explication nous étonne, mais dont nous ne voulons pas dire encore les considérations qu'elles nous ont suggérées, la certitude n'étant pas encore faite dans notre esprit.

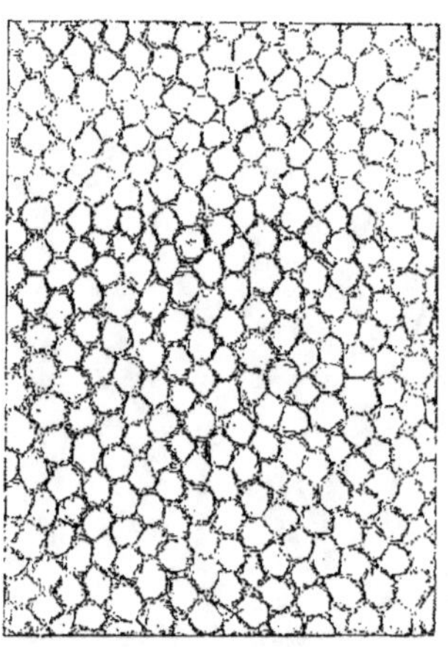

Vue à la loupe d'une muqueuse intestinale de chien.

Nous avons essayé de représenter l'aspect qui nous a été donné à la loupe par la muqueuse d'un intestin pris sur l'animal endormi et examinée dans l'eau alcoolisée. Les villosités ont toutes leurs extrémités sur un même plan et l'aspect grenu est dû à l'écartement des sommets, par suite de l'influence de l'eau alcoolisée.

ÉTUDE ANATOMIQUE.

L'examen de la muqueuse intestinale du chien, fait à la loupe ou sur des coupes montre une disposition tout à fait différente de celle qui est admise comme classique.

I

EXAMEN A LA LOUPE

Si on examine à la loupe un intestin de chien fraîchement tué, l'aspect est différent selon que la muqueuse est largement étalée ou qu'elle se présente dans les conditions normales.

La muqueuse étalée est hérissée d'un nombre infini de petits prolongements, arrondis à leur sommet. Nulle part on ne voit d'orifices glandulaires, car ces prolongements ou villosités sont tous au contact les uns des autres.

La surface de la muqueuse est donc formée exclusivement par le sommet des villosités (Voir figure 1).

Lorsque la muqueuse est largement étalée, on distingue une certaine longueur de la villosité, mais quand la muqueuse n'est pas étalée, on n'aperçoit plus que le sommet des prolongements villeux. La surface de la muqueuse est alors grenue, muriforme. Pour observer une muqueuse non étalée, il y a deux moyens, le premier consiste à sectionner l'intestin transversalement.

Immédiatement on voit s'éverser un bourrelet muqueux au niveau duquel la muqueuse est étalée ; mais au niveau de l'orifice central du bourrelet, la muqueuse n'est plus étalée et se présente dans les conditions normales.

On peut encore faire durcir un fragment d'intestin dans l'alcool, et le fendre ensuite ; la muqueuse se présente alors dans des conditions excellentes aussi.

II

ÉTUDE DE LA MUQUEUSE SUR DES COUPES PARALLÈLES A L'AXE
DES VILLOSITÉS.

Nous avons employé pour l'examen histologique de la muqueuse intestinale, la technique suivante. Sur un animal fraîchement tué, on prend un segment d'intestin de quelques centimètres de longueur ; avec une seringue chargée d'alcool, on en lave l'intérieur ; puis on le lie à un bout, on y injecte de l'alcool sous pression jusqu'à ce qu'il reprenne son calibre normal, et on lie alors l'autre bout. La pièce baigne pendant vingt-quatre heures dans l'alcool. Le lendemain, avec un rasoir, on coupe, bien perpendiculairement, à l'axe, un segment d'intestin qu'on colle sur un bouchon. La pièce plonge ensuite vingt-quatre heures dans une solution d'alcool et éther absolus, et autant dans une solution de celloïdine. Elle est ensuite montée dans la celloïdine, puis coupée au microtome.

Nous avons employé la plupart des réactifs usités en histologie ; les meilleures préparations nous ont été données par la coloration au picrocarmin et le montage à la glycérine. Le montage au baume est difficile à réussir, il altère très faiblement les tissus et les éléments.

Il est très difficile d'avoir des coupes passant par l'axe des villosités, parce que la muqueuse est d'une mobilité extrême, et que, sous l'influence des contractions cadavériques, elle forme des plis sinueux à l'infini. D'autre part les villosités elles-mêmes sont très mobiles aussi et diversement orientées. Enfin il faut avoir soin de monter les pièces avec beaucoup de précision, et de les présenter au rasoir dans une attitude parfaite. Nous avons dû faire plusieurs centaines de coupes pour en trouver à peine une dizaine présentant des villosités coupées dans l'axe. Sur les coupes on constate que les villosités sont toutes identiques comme longueur, forme, volume, et que le sommet de toutes se trouve sur un même plan. Cette identité n'existe que pour un même animal, car sur des animaux différents les villosités sont susceptibles de présenter

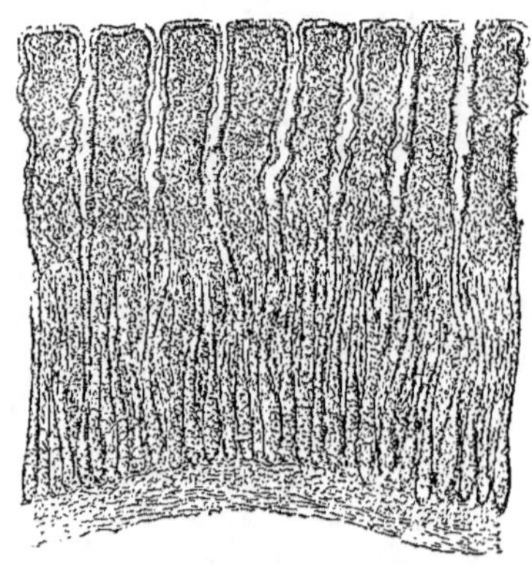

FIGURE 2

Villosités courtes. Coupe suivant l'axe des villosités.
Dessin d'après nature. Chambre claire.

Les sommets sont sur un même plan ; leurs bords un peu ondulés par la contraction musculaire. La couche glandulaire est double de la couche villeuse. On peut voir les glandes déboucher à plein canal dans les espaces intervilleux.

des variations de forme, de longueur et de volume sous des influences que nous n'avons pas à déterminer ici.

Sur la pièce n° 19, on aperçoit une dizaine de villosités, un peu plus hautes que larges. Elles sont à peu près rectangulaires, avec une extrémité libre un peu plus large que l'extrémité opposée. L'extrémité qui regarde la lumière de l'intestin est plane ou un peu convexe, et toutes ces extrémités sont sur une même ligne. On comprend, d'après cette description, ce que nous disions de l'aspect de la muqueuse vue à la loupe.

L'extrémité libre et les bords des villosités sont bordés de cellules cylindriques remplies de mucus à leur extrémité libre.

Sur certaines coupes, on voit des villosités courtes présenter des sinuosités sur leurs bords comme si elles étaient revenues sur elles-mêmes. Le centre de chaque villosité ne présente pas trace de tubes glandulaires ; on n'y distingue que du tissu lymphoïde qui se prolonge en pointe dans la région glandulaire de la muqueuse, où il ne tarde pas à disparaître et à se confondre avec le tissu des espaces interglandulaires.

Les villosités sont rangées côte à côte, presque au contact, les espaces intervilleux qui les séparent sont linéaires. On comprend donc pourquoi, à la surface de la muqueuse vue à la loupe, on n'aperçoit l'orifice d'aucun tube glandulaire. A la base des espaces intervilleux, ceux-ci présentent une légère dilatation au fond de laquelle s'ouvrent deux ou trois tubes glandulaires. La partie profonde de la muqueuse mérite le nom de portion glandulaire par opposition à la partie superficielle qui mérite celui de portion villeuse. Cette portion glandulaire ne nous arrêtera pas longtemps, elle est constituée essentiellement par des tubes glandulaires, cylindriques, rectilignes, parallèles, non divisés, séparés par des espaces interglandulaires linéaires. Entre le fond des glandes et la muscularis mucosæ (composée d'une couche longitudinale extérieure et d'une couche circulaire interne), on trouve une mince couche de tissu lymphoïde.

Les villosités que nous venons de décrire mesuraient environ le tiers de la hauteur de la portion glandulaire (figure 2).

Il n'en est pas toujours ainsi, et la longueur des villosités est essentiellement variable. Sur certaines pièces (n° 25, voir figure 3) les villosités ont environ une fois et demie la longueur de la portion glandulaire. Quand les villosités sont longues, elles sont grêles et ne mesurent guère que la moitié de l'épaisseur des villosités courtes, les mêmes villosités longues ont toujours leurs bords rectilignes; nous avons d'ailleurs l'intention d'étudier ultérieurement les causes de ces variations de longueur et de volume des villosités.

III

ÉTUDE DES VILLOSITÉS SUR DES COUPES PERPENDICULAIRES
A LEUR AXE.

En raison des plis et des sinuosités de la muqueuse, il n'est pas rare d'observer à côté des coupes parallèles à l'axe des villosités, d'autres coupes obliques ou même perpendiculaires.

Ces dernières sont très intéressantes et ajoutent des renseignements très importants sur ceux que nous avions déjà relativement à la forme, à la structure et aux rapports des villosités.

Si l'on examine les préparations 32 ou 49 (figure 4) on aperçoit des villosités coupées perpendiculairement. Ces organes n'ont pas, comme on pourrait le croire, la forme cylindrique mais polygonale. La plupart sont pentagonales. Elles présentent un revêtement épithélial cylindrique, recouvrant le tissu propre de la villosité que nous ne voulons pas étudier dans ce travail.

Ces polygones sont pour ainsi dire au contact, séparés seulement les uns des autres par des espaces linéaires (espaces intervilleux).

De même que l'aspect de la coupe et les coupes parallèles à l'axe, nos coupes perpendiculaires démontrent donc qu'on ne voit jamais à la surface de la muqueuse les orifices glandulaires. La surface en question n'est composée que par une mosaïque constituée par l'extrémité libre des villosités.

Nous avons eu la bonne fortune de rencontrer des points

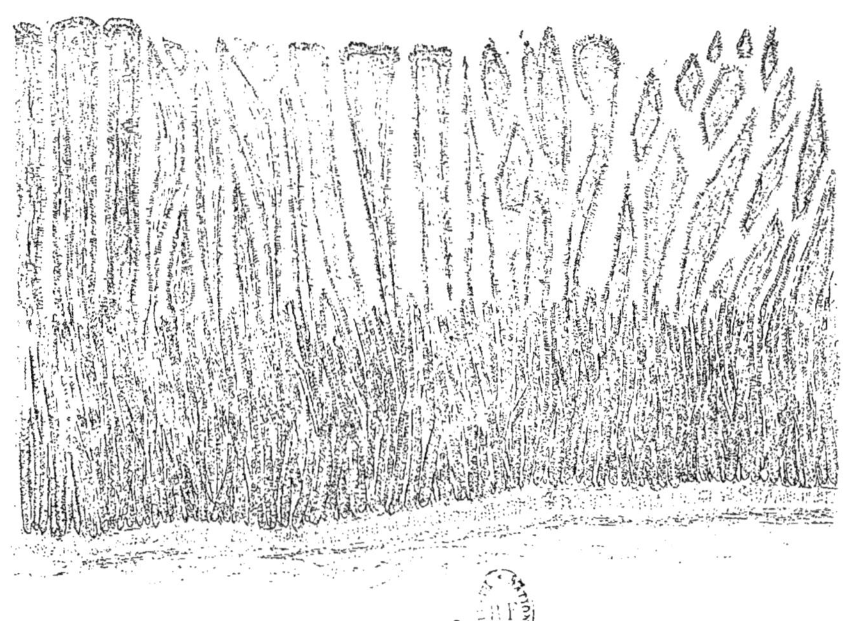

FIGURE 3

Villosités longues. Coupe suivant l'axe et coupes obliques.

Dessin d'après nature. Chambre claire.

Le dessin est pris sur la même pièce de manière à montrer à gauche trois villosités longues, coupées suivant l'axe, qui sont la continuation d'une dizaine d'autres. Le reste du dessin présente des coupes obliques, principalement à droite.

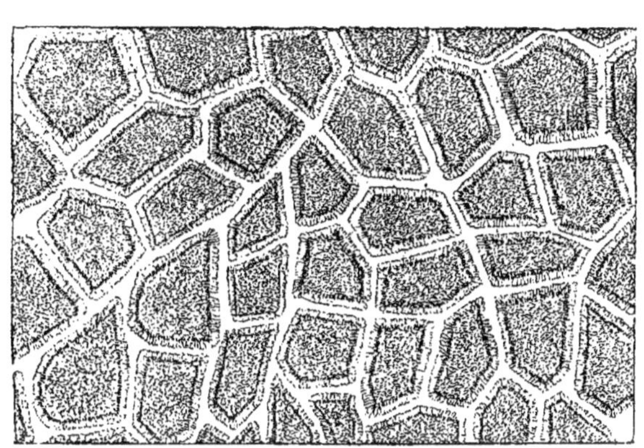

FIGURE 4

Coupe perpendiculaire à l'axe des villosités.

Les espaces intervilleux et les villosités dont la coupe est polygone
ont été dessinés d'après nature à la chambre claire.

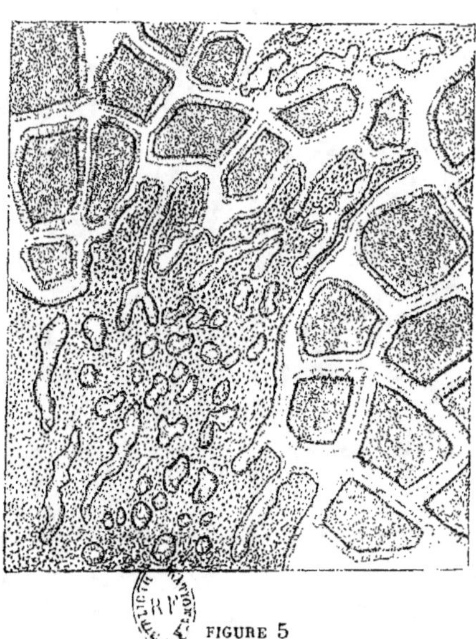

FIGURE 5

*Même coupe, mais dans un autre endroit, de la pièce probablement prise
au niveau d'une ondulation de la muqueuse.*

Coupe des glandes. Leur abouchement à plein canal dans les espaces
intervilleux.

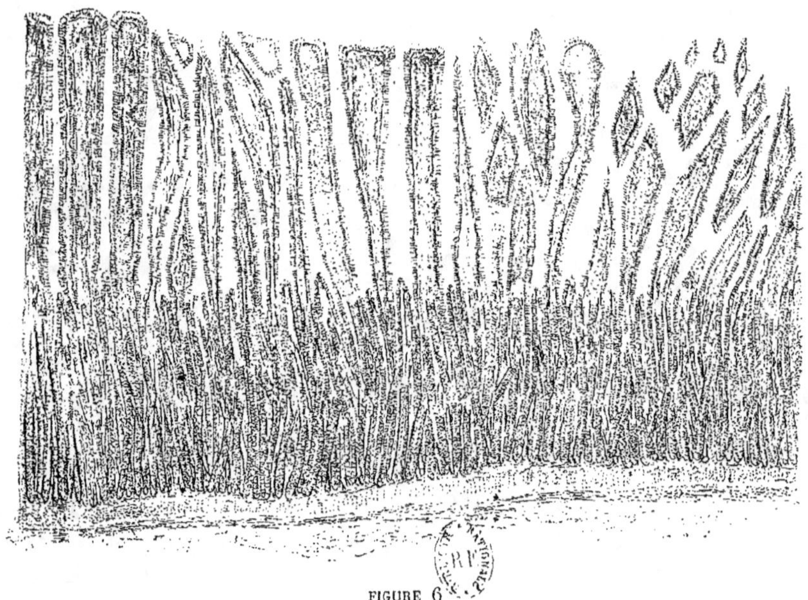

FIGURE 6

Coupes obliques.

A droite du dessin nous voyons au-dessus des coupes obliques des coupes perpendiculaires de villosités qui devaient être couchées les unes sur les autres. On voit aussi l'abouchement des glandes à plein canal dans les espaces intervilleux.

où la coupe passe à la base même des espaces intervilleux ;
nous avons pu surprendre sur le fait l'abouchement des glandes
à la base de ces espaces (figure 5). On aperçoit au contact de
polygones plus ou moins déformés, des tubes glandulaires
accolés deux à deux, ou réunis en partie ensemble tout en
gardant l'indication de leurs cylindres respectifs. Ces tubes
glandulaires se continuent à plein canal avec l'épithélium des
villosités. En d'autres termes les espaces intervilleux reçoi-
vent directement l'abouchement des tubes glandulaires.

IV

EXAMEN SUR DES COUPES OBLIQUES.

Les coupes obliques sont pour ainsi dire la règle, elles
donnent des aspects qui répondent sensiblement à l'opinion
courante sur des variations de forme, de volume et de longueur
des villosités.

Prenons par exemple la préparation n° 19 (figure. 6) Nous y
verrons des villosités nullement comparables à celles que nous
avons décrites ; ces villosités sont les unes longues, les autres
courtes ; certaines sont pointues, d'autres se terminent en
cône, leur base ni leur sommet ne sont pas sur le même plan
que ceux de leurs voisines, bref, on est tenté à cette vue
d'admettre que les classiques ont raison quand ils disent que
les villosités sont très dissemblables les unes des autres. Cette
interprétation est fausse, et il suffit pour s'en convaincre de
jeter un coup d'œil plus attentif sur la préparation ; parmi les
villosités inégales on en trouvera toujours une ou plusieurs,
qui sont coupées perpendiculairement, et qui donnent l'image
d'un polygone se rapprochant plus ou moins du pentagone normal des coupes perpendiculaires. Cette constatation
ne suffit-elle pas pour permettre d'affirmer qu'il s'agit ici de
coupes obliques ?

V

1° *Fausses villosités du gros intestin.*

Lorsqu'on fait des coupes du gros intestin on trouve fréquemment des plis villiformes constitués par toute l'épaisseur de la muqueuse, recouvrant un axe grêle formé par un prolongement de la celluleuse.

Cette disposition ne ressemble en aucune façon aux villosités telles qu'on les entend généralement, cependant certains histologistes considèrent ces figures comme des variétés de villosités.

Il s'agit là d'un artifice de préparation. En effet, quand on ne prend pas la précaution de distendre le gros intestin avec de l'alcool jusqu'à ce qu'il ait repris son calibre normal, ce viscère se rétracte considérablement. La muqueuse qui ne subit pas le même retrait que la musculeuse se plisse alors et donne les aspects ci-dessus mentionnés.

2° *Altérations cadavériques.*

Lorsqu'on recueille l'intestin une vingtaine d'heures après la mort, on trouve généralement, à la coupe, des villosités très irrégulières comme forme, longueur, volume, direction. Cette irrégularité semble donner raison aux partisans de l'opinion classique.

Mais examinons d'un peu plus près et nous constaterons deux faits très intéressants : d'une part la couche glandulaire a perdu à peu près la moitié de sa hauteur normale, si bien que la région des culs-de-sac persiste presque seule ; d'autre part, les villosités en question sont toutes absolument dépourvues d'épithélium.

La destruction partielle évidente de l'élément glandulaire induit à penser que les villosités en question ne sont que des fragments irréguliers de la muqueuse altérée sous l'influence

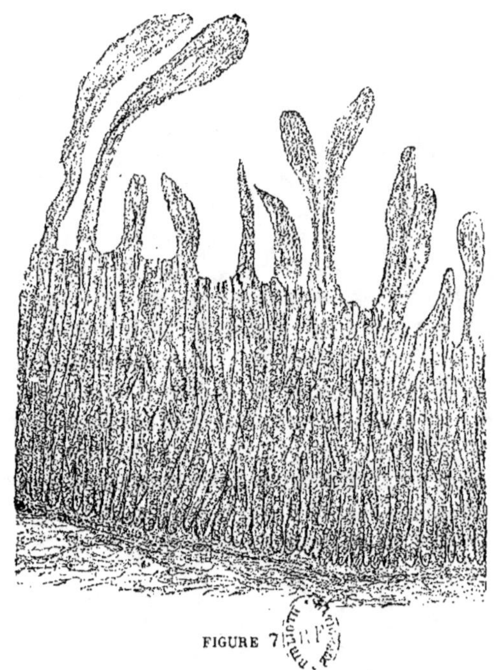

FIGURE 7

Coupe d'un intestin de chien pathologique (chien n° 3).

Dessin d'après nature à la chambre claire.

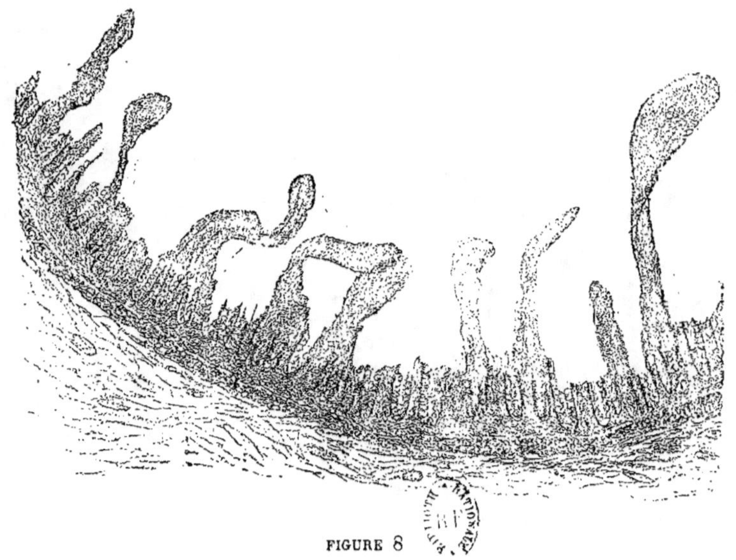

FIGURE 8

Rectum de supplicié (pièce n° 7).

Dessin d'après nature à la chambre claire.

de la mort. Il s'agit en somme dans l'espèce, des phénomènes de putréfaction et d'auto-digestion combinés.

3° *Altérations pathologiques de l'intestin.*

On trouve des fausses villosités analogues à celles qui résultent des altérations cadavériques dans beaucoup d'états pathologiques de l'intestin.

Sur une pièce de M. Chaput (chien n° 3, figure 7), décrite dans son mémoire sur la section de l'éperon (Archives générales de médecine 1890), on apercevait des glandes diminuées de longueur, nettes seulement dans la région des culs-de-sac, un peu plus haut, les glandes disparaissent pour faire place au tissu des fausses villosités. Ces dernières sont longues, flexueuses, contournées, irrégulières, de formes et de volumes variables. Les unes sont pointues, les autres se terminent en massue. Elles sont constituées histologiquement par des éléments cellulaires déformés, irréguliers constitués de cellules conjonctives et muqueuses mélangées sans ordre. La surface de ces fausses villosités est dépourvue encore d'épithélium. Ici le travail de destruction de la muqueuse a été précédé d'un processus inflammatoire qui modifie la structure du tissu.

La pièce en question était relative à un chien qui avait subi l'application de l'entérotome sur l'éperon d'un anus contre nature.

Nous avons encore observé de fausses villosités dépourvues d'épithélium et consécutives à la destruction irrégulière de la muqueuse dans d'autres états pathologiques ; dans l'étranglement herniaire, par exemple, dans la péritonite, et dans les cas de diarrhée.

Sur la préparation n° 7 (figure 8) relative au rectum d'un condamné à mort (Kaps), on trouve comme dans les descriptions précédentes des glandes réduites aux culs-de-sac et des prolongements villiformes irréguliers, dépourvus d'épithélium. Dans la lumière de l'intestin, on trouve des amas irréguliers constitués presque exclusivement par des amas cellulaires et épithéliaux. Or le condamné avait la diarrhée, comme on le constata lors de l'autopsie.

Il est possible que des lésions soient consécutives à la rectite des sodomistes, ou même à la blennorrhagie rectale.

RÉSUMÉ

1° Contrairement à l'opinion des auteurs classiques, on n'aperçoit pas à la surface de la muqueuse de l'intestin grêle du chien, la moindre trace d'orifices glandulaires. Cette surface est exclusivement constituée par l'extrémité des villosités qui se présente avec l'aspect d'un pavage mosaïque.

2° Les villosités du chien sont toutes semblables les unes aux autres, elles ont la même longueur, la même forme, le même volume, aucune d'elles ne dépasse le niveau des autres. Elles se touchent latéralement n'étant séparées que par des espaces intervilleux linéaires au fond desquels s'ouvrent les glandes de la muqueuse.

Les villosités peuvent être courtes et massives, à bords plissés, ou longues et minces à bords rectilignes.

Leur forme est celle d'un pentagone sur les coupes perpendiculaires.

Sur certaines coupes on surprend l'abouchement des glandes dans les espaces intervilleux.

Nous avons fait des constatations analogues sur divers animaux : chats, cobayes, lapins. Nous n'avons pu vérifier la structure de l'intestin de l'homme en raison de la difficulté qu'on rencontre pour l'autopsie des condamnés à mort.

3° Les coupes obliques ont servi à perpétuer l'erreur classique sur la morphologie des villosités. Il existe d'ailleurs de fausses villosités liées à un travail de destruction de la muqueuse et qui s'observent comme résultat des altérations cadavériques, et consécutivement à l'étranglement herniaire, la diarrhée et la péritonite.

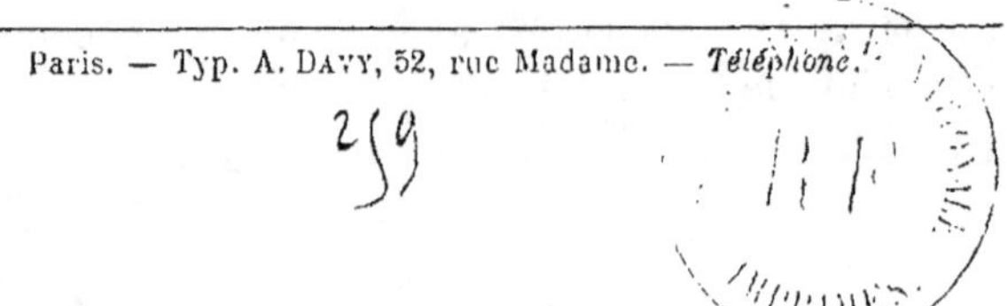

Paris. — Typ. A. DAVY, 52, rue Madame. — *Téléphone*.